LES
EAUX MINÉRALES
DE PIOULE

(Au Luc-en-Provence)

PAR

Le Docteur E. JAPHET,

Médecin-inspecteur des Eaux minérales d'Enghien,
Membre titulaire de la Société d'hydrologie médicale de Paris
Officier de la Légion d'Honneur, etc.

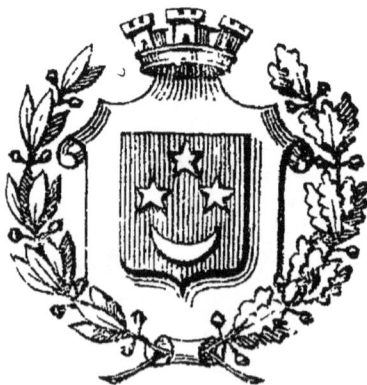

DRAGUIGNAN,

IMPRIMERIE DE C. ET A. LATIL, ESPLANADE DE LA VILLE, 4.

1885

LES

EAUX MINÉRALES

DE PIOULE

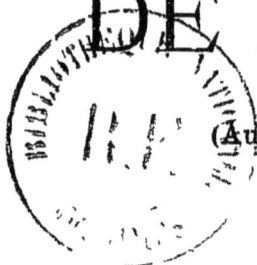

(Au Luc-en-Provence)

PAR

Le Docteur E. JAPHET,

Médecin-inspecteur des Eaux minérales d'Enghien,
Membre titulaire de la Société d'hydrologie médicale de Paris
Officier de la Légion d'Honneur, etc.

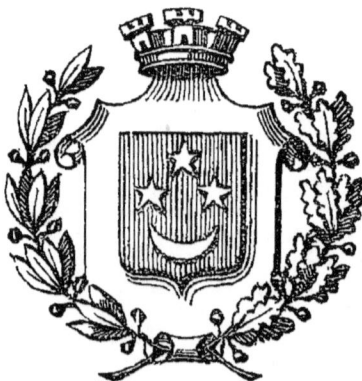

DRAGUIGNAN,

IMPRIMERIE DE C. ET A. LATIL, ESPLANADE DE LA VILLE, 4.

1885.

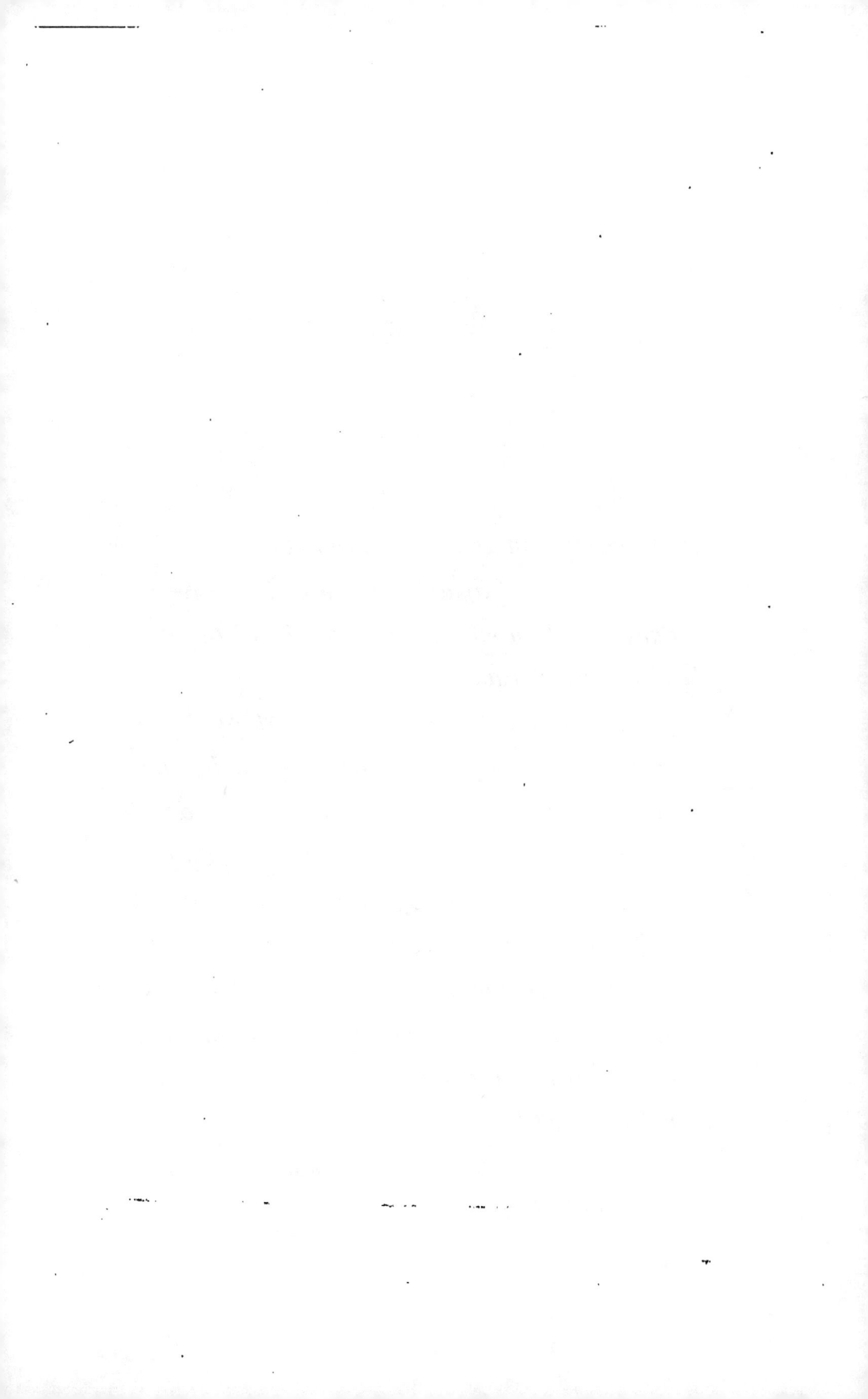

PRÉFACE.

Au mois de janvier de l'année 1884, ayant entrepris un voyage dans le Midi de la France, j'ai fait un séjour au Luc-en-Provence, où l'on m'avait signalé l'existence d'un gisement d'eaux minérales.

Ce fait m'intéressait d'autant plus que la Provence est une des régions de la France le plus dépourvue d'eaux minérales et de stations thermales, et, qu'en tenant compte de sa constitution géologique, on est en droit de se demander si elle a été suffisamment explorée au point de vue des richesses hydrologiques qu'elle peut renfermer, ou si des considérations d'un autre ordre en ont paralysé le développement.

Chaque année voit éclore sous son beau ciel et dans les moindres replis de son merveilleux littoral, de nouvelles stations, où viennent séjourner, pendant les mois d'hiver, un grand nombre de valétudinaires et de voyageurs de tous les pays.

Parmi eux, combien n'en est-il pas, chez lesquels les effets d'une cure thermale, secondée par une climatologie exceptionnelle, seraient féconds en résultats? Et cette pensée vient naturellement à l'esprit des médecins qui exercent, pendant l'été, dans les stations thermales où l'efficacité des eaux, consacrée par de longues années d'expérience, a cependant et souvent à lutter contre les intempéries d'un climat en opposition avec la nature même des affections qui s'y donnent rendez-vous.

Parmi les émigrants des pays froids et humides, pendant l'hiver, on observe un grand nombre de maladies chroniques des voies respiratoires : mais il en est d'autres atteints d'affections qui subissent également, dans leur marche, leur impressionabilité, ou leurs récidives, l'influence bienfaisante des stations hivernales : telles sont les diathèses arthritique et goutteuse, leurs manifestations sur les divers appareils de l'économie et en particulier sur les reins, la vessie, le foie et les voies digestives.

C'est à ces dernières que s'adressent les Eaux minérales de Pioule, qui font l'objet de ce travail : approuvées par l'académie de Médecine, dans sa séance du 23 septembre 1884, autorisées par l'Etat et désormais utilisables, elles réaliseront, dans un prochain avenir, les avantages d'une cure thermale faite dans les conditions les plus favorables, et à proximité de ces résidences privilégiées, qui attirent et retiennent chaque hiver un grand nombre de malades.

15 novembre 1884.

Dr E. JAPHET.

EAUX MINÉRALES

DE PIOULE.

TOPOGRAPHIE , CLIMATOLOGIE.

Le Luc-en-Provence est un des chefs-lieux de canton du département du Var, et l'une des stations du chemin de fer de Marseille à Nice, située à peu près à égale distance de ces deux villes, et, par conséquent, à proximité des stations hivernales les plus fréquentées , Hyères, Saint-Raphaël, Cannes, Antibes et Nice.

Il est bâti au pied des montagnes des Maures , d'une hauteur de 6 à 700 mètres, et d'où on aperçoit, à une distance de quelques lieues, la Méditerranée et la rade de Saint-Tropez. A ses pieds s'étend une vaste plaine de 8 à 10 kilomètres de diamètre, abritée du mistral par des collines qui la limitent à l'Ouest et au Nord, et des vents d'Est , par la chaîne des Maures.

Cette plaine est d'une grande fertilité ; les oliviers de haute taille , les grenadiers, les lauriers-roses y viennent en pleine terre ; les palmiers, les dracœnas y prospèrent, et convenablement exposés, les orangers s'y chargent de fleurs et de fruits.

Le Luc a une population de 3,600 âmes environ , et,

sous le rapport sanitaire, offre les conditions les plus favorables : le docteur Maurin, qui y exerce depuis trente ans, a observé que les affections des voies respiratoires y sont rares, et ne figurent que pour un centième dans le chiffre des décès, proportion vraiment exceptionnelle.

Pendant sa longue pratique, notre confrère a également constaté que les épidémies de fièvre typhoïde y sont peu fréquentes et bénignes; que la diphthérie n'y sévit presque jamais et que le choléra, qui en 1854 avait occasionné 15 décès seulement, sur une population de 3,500 habitants, ne s'y est montré ni en 1865, ni dans le cours de l'épidémie de 1884, qui a envahi les différentes villes de la Provence et régnait encore récemment à Paris et dans plusieurs départements.

Cette salubrité du Luc est due à la nature du sol, à l'abondance de ses eaux, à son exposition et à son climat, qui est celui du versant Sud des côtes de Provence.

La température moyenne de l'année est de 16°; elle est : en hiver, de........ ...... 10°

En été, de .... 24°

Au printemps et en automne... 14°

HISTORIQUE, ET DÉCOUVERTE.

C'est dans la plaine du Luc, où les anciens historiens de la Provence et plusieurs archéologues modernes ont placé le *Forum Voconii* des Romains, que se trouvent les eaux minérales, à un kilomètre environ de la ville, et à 150 mètres au-dessus du niveau de la mer.

Le nom de *Pioule* leur vient de celui d'une propriété où elles sont groupées, et appartenant à M. Aubo, notaire et ancien Maire du Luc, auquel on doit leur découverte.

Membre actif de la Société archéologique de France, auteur d'un mémoire sur les *Voies Romaines* et connu, par ses recherches sur l'histoire Gallo-Romaine du département du Var, M. Aube entreprit des fouilles sur son propre terrain, à la surface duquel son œil exercé avait reconnu les indices de substructions Romaines. En 1882, il mit au jour les restes d'une construction dans lesquels on retrouve la distribution des *Lavatrina* ou *Balnea* des Romains, et put recueillir un grand nombre de médailles, poteries, statuettes, mosaïques, etc., remontant au temps de l'occupation des Gaules, sous le règne des Empereurs Romains. Ces bains étaient alimentés par des sources captées dans un puits voisin, qui porte le nom de *Puits des Romains*, et qui n'était qu'un des points d'émergence de la nappe souterraine, mise au jour par des travaux plus récents. C'est ainsi que furent découvertes, à peu de distance l'une de l'autre, deux autres sources très-abondantes, recueillies dans un vaste bassin, mais dont on n'avait étudié ni la provenance, ni la composition chimique, pas plus qu'on n'en avait soupçonné les effets thérapeutiques.

Un fait important et observé par M. Aube, pendant qu'il pratiquait ses fouilles, guida ses premières recherches : pendant 10 mois d'une extrême sécheresse, et alors que les sources, les fontaines du Luc et des environs étaient taries, les Eaux de Pioule coulaient avec la même abondance, ce qui leur assignait une provenance particulière et une origine différente de celles de la vallée. Pour s'en assurer, il fit procéder à deux analyses, l'une à l'école de pharmacie navale de Toulon, et l'autre à l'école des mines de Paris : ces analyses, comparées à celles des eaux du Luc et des environs, consacrèrent l'entité physique et chimique des eaux minérales de Pioule, que vint bientôt confirmer l'étude géologique des terrains d'où elles émergent.

Je dirai, plus loin, comment l'expérimentation clinique s'est trouvée d'accord avec ces résultats : ils sont l'œuvre personnelle de M. Aube, et grâce à sa persévérante sagacité, les Eaux de Pioule prendront bientôt une place importante en hydrologie. Je dois à son obligeance, aux facilités qu'il m'a procurées pendant mon séjour au Luc, d'avoir pu les étudier et en tracer l'histoire naturelle et médicale.

HISTOIRE NATURELLE

ET MÉDICALE.

ORIGINE.

Les Eaux de Pioule appartiennent à la classe des sulfatées calciques froides.

Leur situation géologique a été récemment déterminée par M. Termier, ingénieur ordinaire des mines, dans un rapport adressé à M. Benoit, ingénieur en chef de la circonscription, et confirmée par ce dernier.

De ce rapport il résulte que les Eaux de Pioule émergent du terrain triasique, composé, comme on le sait, de grès, de marnes et de calcaire, et constituant le sol de la dépression qui entaille la plaine dans un espace à peu près circulaire de 3 à 400 mètres de diamètre. Le calcaire provient des couches de muschelkalk, et le grès des bancs permiens environnants.

Cette origine géologique, commune du reste à la plupart des eaux minérales sulfatées mixtes, est, en particulier, identique à celle des Eaux de Contrexeville et de Vittel.

On arrive au fond de cette dépression après avoir traversé une couche d'argile noire : « Ce dépôt d'argile, « dit M. Termier, est indubitablement postérieur à la « formation du relief actuel de la contrée, c'est-à-

« dire aux phénomènes d'érosion qui ont donné nais-
« sance à la grande plaine de Toulon à Fréjus, et a dû
« se produire pendant la période pliocène. Formée de
« puis peu, cette dépression aurait alors été remplie par
« les eaux d'un étang, et il est probable que les sources
« minérales, aujourd'hui captées, jaillissaient déjà au
« fond de cet étang. On trouve en effet, dans cette ar-
« gile noire, un assez grand nombre de coquilles lacus-
« tres, dont les formes semblent appartenir à l'époque
« pliocène : les ossements des grands mammifères y
« abondent, de même que les dents de rhinocéros et
« d'equus. Il est même probable que cette couche d'ar-
« gile a dû continuer à se former après l'apparition de
« l'homme, comme semblent l'attester des silex taillés
« en flèches, des haches en serpentine polie, et des
« fragments de poteries pré-historiques.....

« En résumé, conclut M. Termier, si l'ancien étang
« où venaient s'abreuver les mammifères de l'âge Plio-
« cène, n'existe plus, les eaux continuent à sourdre,
« recouvertes par un manteau d'argile qui les protège
« non seulement contre les eaux superficielles, mais
« contre celles calcaires, venues des collines voisines
« et qui circulent dans le sous-sol de la plaine. »

SOURCES ET LEUR DÉBIT.

Les Eaux de Pioule comprennent aujourd'hui quatre
sources ou plutôt quatre groupes de griffons d'eau minérale, savoir :

La source de Pioule,
La source des Romains,
La source Sophie,
La source Gerfroy.

Le débit total de ces sources, évalué après les récents captages, est d'environ 1500 hectolitres par 24 heures. De plus, et bien que ces eaux soient captées au-dessous du sol, l'inclinaison de la plaine permet de les avoir jaillissantes et à plein canal, à peu de distance de leur émergence.

PROPRIÉTÉS PHYSIQUES.

Leur température est constante ou à peu près, aux diverses époques de l'année, et est sensiblement la même pour les quatre sources, savoir :

> La source de Pioule.......... 14°
> Gerfroy 14,5
> des Romains....... 17,5
> Sophie........... 17°

Leur densité est de 1,0054.

L'Eau de Pioule est limpide, incolore, inodore, à saveur fraîche, avec un arrière goût légèrement alcalin. Au contact de l'air, elle se couvre d'une pellicule irisée : sans être gazeuse, elle renferme, prise au griffon, de petites bulles de gaz qui s'attachent aux parois du verre. Le repos ne la trouble pas, et elle se conserve, de longs mois, dans des bouteilles ou des bonbonnes sans la moindre altération.

COMPOSITION CHIMIQUE.

Les Eaux de Pioule ont été récemment analysées, d'une part, par M. Hardy, chef du laboratoire de l'académie de Médecine, et de l'autre au laboratoire de l'école des Mines, sous la direction de M. l'ingénieur en chef

Carnot. Ces analyses, comparées avec celle qui avait été faite à l'école de pharmacie de Toulon, ont donné des résultats sensiblement les mêmes. D'après celle de l'école des Mines, un litre d'Eau de Pioule offre la composition suivante :

Acide carbonique libre...........	0,0823
Silice........................	0,0360
Bi-carbonate de protoxyde de fer	0,0055
id. de magnésie........	0.0288
id. de chaux..........	0,4234
Sulfate de chaux	0,1360
id. de magnésie...........	0,0918
Chlorure de potassium...........	0,0009
id. de sodium	0,0195
Matière organique..............	0,0027
Total. ...	0,8269

ACTION PHYSIOLOGIQUE.

Les Eaux de Pioule ne sont pas encore entrées dans une phase d'exploitation permettant leur usage, sous les divers modes utilisés dans les établissements d'eaux similaires. Bien que l'on puisse entrevoir le jour où une installation, réalisant les perfectionnements de la balnéothérapie moderne, [généralisera leur emploi sous formes de bains et de douches, c'est surtout leur administration en boisson qui est et restera la cause efficiente de leur action physiologique et thérapeutique.

Limpides et légères, les Eaux de Pioule ne fatiguent nullement l'estomac, qui les digère facilement, et, comme celles de Contrexeville et de Vittel, elles peuvent être prises aux doses de 2 à 15 verres, et même davantage, dans les 24 heures.

Leur absorption est très rapide et se manifeste par l'augmentation des fonctions secrétoires, en particulier celles des reins et de l'intestin.

Prises à la dose d'un ou deux verres, le matin à jeun, elles déterminent, soit immédiatement, soit au bout de 2 ou 3 jours, un effet laxatif qui se produit rapidement et cesse dans l'après-midi. Cet effet laxatif est variable selon les sujets : il en est quelques-uns chez lesquels il passe inaperçu ; chez d'autres, il ne se produit qu'au bout de quelques jours ; un seul verre suffit quelquefois pour le déterminer ; et, d'une manière générale, pendant tout le temps de leur administration, les Eaux de Pioule activent les garde-robes, les rendent plus faciles, sans fatiguer ou affaiblir le malade. Mais c'est surtout du côté des voies urinaires que se manifeste l'action élective des Eaux de Pioule : elles sont éminemment diurétiques : dès les premières doses elles déterminent, dans les reins, une suractivité fonctionnelle qui se traduit par une excrétion abondante de l'urine et des composés uratiques qu'elle peut contenir. Cette action physiologique explique l'expulsion des graviers et la disparition de la phlogose chronique existant dans les reins ou la vessie, qui est l'un des effets constants des Eaux de Pioule.

D'autre part, et sous l'influence de l'entrainement donné aux fonctions sécrétoires, il se produit une excitation générale, caractérisée par l'augmentation de l'appétit, l'accélération de la respiration, de la circulation, l'excitation des fonctions génitales et menstruelles, phénomènes, du reste, que l'on observe d'une manière constante au début de toute médication thermale, et qui disparaissent au bout de quelques jours, pour faire place à l'action sédative propre aux eaux minérales sulfatées calciques.

L'action expultrice des graviers contenus dans les

voies urinaires, se produit au bout de peu de jours, et
elle est telle qu'elle peut amener ce résultat chez des
personnes qui n'en soupçonnaient pas la présence. Il y
a quelques jours, je l'ai observé chez une dame de 50
ans, depuis longtemps rhumatisante et névropathique,
et à laquelle j'avais conseillé l'eau de Pioule, à la dose de
4 à 5 verres par jour : le 5ᵉ jour arrivait, à son grand
effroi, une véritable débacle de sable et de graviers
uriques, suivie peu après d'une grande amélioration
dans son état général.

Ce fait, du reste, n'a rien de particulier et il s'observe
dans les stations thermales où se rendent les malades
atteints de diathèses dont la gravelle n'est souvent que
l'une des manifestations : en le rapportant, et je pour-
rais en citer plusieurs autres, je tiens seulement à constater dans l'eau de Pioule, une action similaire à celles
utilisées en pareil cas.

Il en est de même de l'action directement dissolvante
de l'eau de Pioule sur les graviers d'acide urique. De
ce qu'une petite quantité de ces graviers, mise dans un
verre de cette eau, blanchit au bout de 24 heures, et
deux jours après est complètement dissoute, on ne peut,
jusqu'à plus ample informé, en conclure que les faits se
passent de la même façon dans l'économie : en médecine
thermale on n'admet l'action directement dissolvante
pour aucune eau minérale, pas même pour les eaux
bi-carbonatées sodiques. Rien dans la constance ou le
caractère des changements survenus dans l'urine, pendant l'usage d'une eau minérale, n'autorise à penser
que cette eau devienne propre à dissoudre aucune es-
pèce de graviers ni même de sédiments.

En ce qui concerne les Eaux de Pioule, ces études
pourront être reprises, lorsqu'il sera possible d'en
suivre les effets sur les lieux mêmes : on se rendra
mieux compte alors de leur action sur les divers

appareils. Ce que l'on sait aujourd'hui de leur action physiologique résume celle des eaux bi-carbonatées et sulfatées calciques, savoir : une action d'élimination puissante, sinon de transformation des produits pathologiques des voies urinaires, une action laxative et déplétive sur les voies digestives et leurs annexes, auxquelles se joint l'action sédative des phénomènes nerveux qui accompagnent les affections auxquelles elles s'adressent.

ACTION THÉRAPEUTIQUE. — FAITS CLINIQUES.

La connaissance des effets thérapeutiques des Eaux de Pioule est toute récente : les faits cliniques que j'ai pu recueillir ne présentent pas, du moins jusqu'à présent, l'analyse scientifique que comporte une observation faite, au jour le jour, selon des règles définies et un but déterminé. De plus, ces eaux n'ont encore été employées qu'en boissons, soit qu'elles aient été bues aux sources même, soit qu'elles aient été transportées. Dans l'un ou l'autre cas, elles n'ont pas été administrées d'une manière méthodique, dans les conditions d'habitat, de régime et d'hygiène, dont l'ensemble constitue un traitement thermal.

Chaque jour, en effet, on voit à Pioule des malades atteints d'affections des voies urinaires, de l'estomac ou du foie : attirés par la réputation des eaux minérales, ils viennent des localités environnantes, boire et emporter chez eux, l'eau des sources mise gratuitement à leur disposition, mais dont ils usent sans méthode et sans direction médicale. Ils savent cependant apprécier les propriétés de chaque source, et j'en ai vu renoncer instinctivement, à l'usage de la source Gerfroy, bien qu'ils ignorassent que, par suite d'un captage défec-

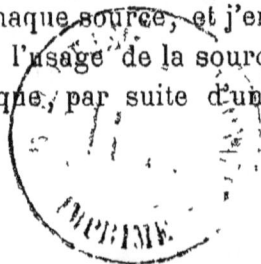

tueux, l'eau de cette source avait été mélangée avec les eaux de la plaine.

Mais il est des cas dans lesquels elles ont été conseillées par d'honorables praticiens du Luc et des environs, et dont l'ensemble constitue le premier dossier scientifique de la clinique des Eaux de Pioule. En résumant les documents qui ont été mis à ma disposition, je trouve :

1° Les attestations des docteurs Maurin, Bernard et Audibert, confirmant les bons effets qu'ils ont obtenus des Eaux de Pioule dans la gravelle urique avec coliques néphrétiques, et dans les cas de dyspepsie douloureuse, compliquée de constipation.

2° Une série de faits exposés par les malades eux-mêmes, ou par leurs médecins, dans lesquels les résultats obtenus ont été des plus favorables et qui se décomposent de la manière suivante :

17 cas de gravelle urique avec coliques néphrétiques.

11 cas de catarrhe vésical, avec cystite chronique, dysurie, rétention d'urine.

9 dyspepsies douloureuses, flatulentes, avec constipation et troubles de la nutrition.

Quant à mes observations personnelles, voici succinctement, celles que j'ai pu recueillir, pendant mon séjour au Luc.

Gravelle urique.— C'est d'abord M. Aube lui-même, atteint depuis plusieurs années de gravelle urique, avec coliques néphrétiques fréquentes et pour laquelle il avait fait plusieurs traitements sans amélioration notable : depuis 3 ans, et sous l'influence des Eaux de Pioule, qu'il eût la pensée d'utiliser, les crises ne se sont pas reproduites : chaque jour il prend un verre d'eau minérale, quelquefois deux, pendant plusieurs semaines, et à diverses reprises, dans le courant de l'année. C'est du reste ainsi qu'il convient de faire, pour obtenir des effets durables, constituant le summum de ce qu'on peut obtenir dans le traitement de cette affection, qu'une médication quelconque ne peut déraciner entièrement.

Lithiase urique.— M. X... âgé de 60 ans, est, depuis plus de vingt ans, atteint de gravelle urique. Il est le specimen le plus complet qu'on puisse observer de la lithiase urique : ce qu'il a rendu de sables, de graviers plus ou moins gros est énorme : il ne se passe pas de mois, souvent de semaines, sans qu'il éprouve des douleurs rénales, quelquefois des crises violentes de coliques néphrétiques. Il a été à Vichy, à Vals, à Contrexeville, Carlsbad, et n'en a éprouvé que des améliorations passagères. Depuis qu'il habite le Luc, il fait un usage fréquent de l'Eau de Pioule, et, très expert dans l'analyse des phénomènes morbides qui ne lui sont que trop familiers, il a reconnu que, sous leur influence, l'émission des graviers devenait plus facile, plus abondante, moins douloureuse, et que les crises étaient moins fréquentes que par le passé.

Colique hépatique; calculs biliaires. —Madame G..., âgée de 40 ans, est d'un tempérament bilieux; il y a 3 ans, elle a été atteinte d'un engorgement du foie, avec ictère, constipation, amaigrissement, et, peu après, de colique hépatique, suivie de l'expulsion de calculs biliaires, assez volumineux et composés de cholestérine. Elle a été soumise à l'usage (à domicile) des Eaux de Vichy, puis de Contrexeville, et s'est mieux trouvée de ces dernières (source du Pavillon). Il y a 4 mois, elle a éprouvé une nouvelle crise, suivie de l'expulsion de nouveaux calculs et de troubles profonds dans la nutrition. Depuis lors, elle boit, chaque jour, deux litres d'Eau de Pioule, prise à la source : l'amélioration est considérable, et caractérisée par la disparition des dou-

leurs, la régularité des selles , la réapparition de l'appé-
pétit et des forces.

Après avoir cessé , pendant quelque temps, l'usage
de l'eau minérale , elle a été obligée d'y revenir, et en
éprouve les mêmes effets salutaires

Dyspepsie douloureuse et flatulente. — Madame S. ...
est une jeune femme âgée de 30 ans : d'une bonne constitution, bien réglée , sans chlorose ni diathèse innée ou
acquise : sans cause connue , elle a été atteinte de dyspepsie avec douleurs gastralgiques intenses, selles
irrégulières, troubles digestifs profonds, amaigrissement et perte des forces, coïncidant avec une excitabilité
nerveuse excessive.

Cette affection a persisté malgré un grand nombre de
moyens employés successivement et sans résultat ap-
préciable. La malade , pendant son séjour au Luc, s'est
soumise au traitement par l'Eau de Pioule, bue à la
dose d'un litre par jour , en deux fois , après ou avant
chaque repas : au bout de six semaines de cette médication, les accidents ont disparu , et Mme S..., aujour-
d'hui bien portante, n'a éprouvé aucune rechute.

Tels sont les faits cliniques qui, dès le début , et bien
que le champ d'observation soit encore très limité, per-
mettent d'apprécier la valeur et l'avenir des Eaux de
Pioule. Après les avoir contrôlés sur les lieux mêmes ,
il m'a été facile de reconnaître que les résultats obtenus
sont en rapport avec leur origine , leur composition chimique et leur action physiologique.

Considérée d'une manière générale, l'action thérapeutique des Eaux de Pioule , s'adresse à deux groupes
d'affections , savoir : celles des *Voies urinaires ,* celles
des *Voies digestives,* et dans cette spécialisation , on

retrouve les effets appartenant, en propre, aux eaux sulfatées calciques et à certaines bi-carbonatées mixtes.

Parmi les maladies des voies urinaires, qui seront traitées avec succès, il faut d'abord ranger *la gravelle ;* et les faits déjà observés établissent que les Eaux de Pioule ont les mêmes propriétés que celles des stations thermales fréquentées, chaque année, par les malades atteints de cette affection.

Dans ces temps derniers, la clinique hydrologique de la gravelle s'est enrichie de nombreuses observations et la thérapeutique a mis à profit les indications tirées d'une connaissance plus complète de son origine, de ses causes et de ses manifestations.

Bien que, dans certains cas, la composition des concrétions urinaires soit mixte et complexe, elle est le plus ordinairement simple, et la nature même des corps qui les constituent sert à désigner la forme de la gravelle. C'est ainsi qu'on en a distingué deux espèces principales : la *gravelle urique*, dite aussi *acide, diathésique ou goutteuse*, et la *gravelle phosphatique*, appelée aussi *alcaline*. Si la thérapeutique de cette dernière est intimement liée à celle des catarrhes urinaires, il n'en est pas de même pour celle urique, la plus fréquente, la seule, peut-être, qui mérite à proprement parler le nom de gravelle, et à laquelle se rattache de très près, celle *oxalique*.

La gravelle urique n'est, par elle-même, que l'une des manifestations de la diathèse urique, à laquelle les travaux des savants modernes, Garrod, Bartels, Beneke, Charcot, Bouchard, Lecorché, etc., ont reconnu un rôle prépondérant, non seulement dans la goutte, mais aussi dans le diabète, l'albuminurie, l'obésité, la lithiase biliaire. A l'état normal l'acide urique existe dans le sang, et si sa présence est facile à constater, on n'est pas suffisamment éclairé sur le mécanisme intime de sa genèse dans l'organisme. L'idée le plus généralement admise est qu'elle est due à la combustion imparfaite des matières azotées.

Dans ses études sur les troubles de ce qu'il a appelé la nutrition retardante, M. le professeur Bouchard; après avoir caractérisé la vie et les attributs de la cellule protoplasmatique, avec son double mouvement d'assimilation et de désassimilation, c'est-à-dire, de création et de destruction, admet que, sous l'influence de troubles survenus dans la série des actes physiques et chimiques dévolus à la vie cellulaire, il se produit un défaut d'équilibre dans les métamorphoses désassimilatrices de la matière protéique : il en résulterait un état d'oxydation insuffisant pour donner naissance à l'urée, et il se produit une proportion d'acide urique plus considérable que dans l'état normal.

Il importe toutefois de remarquer que cette augmentation proportionnelle de l'acide urique n'est pas le fait seul d'un défaut d'oxydation, et que la présence dans les urines d'un sédiment d'urates ou d'acide urique, ne prouve pas toujours l'augmentation absolue de l'excrétion de cet acide : on l'a vue, en effet, se produire dans des conditions entièrement indépendantes de la diathèse urique, telle qu'une inflammation locale de l'appareil urinaire.

Quoiqu'il en soit, l'excès d'acide urique dans le sang devient la cause initiale des phénomènes morbides de la gravelle et de la goutte, car, comme le dit le professeur Charcot, « la diathèse urique enveloppe la goutte de toutes parts ».

Si la gravelle, manifestation directe de la diathèse urique, peut exister seule, avec les phénomènes qui lui sont propres, elle se rencontre aussi très souvent chez les sujets atteints de goutte, soit qu'elle la précède, ce qui est le cas le plus ordinaire, soit qu'elle lui succède, soit enfin que ces deux affections coïncident, ce qui est plus rare.

Chez le graveleux comme chez le goutteux, la production exagérée d'acide urique peut d'abord passer inaperçue et la diathèse évolue en silence, l'accoutumance, ou plutôt la lutte pour l'existence, qui est une des lois primordiales de l'organisme, y pourvoit par une activité plus grande des fonctions sécrétoires et éliminatrices, celles de la peau et des reins en particulier, jusqu'au jour où, sous l'influence d'une cause générale ou d'une irritation locale, éclatent, chez le graveleux, la colique néphrétique, chez le goutteux, l'accès de goutte.

Les considérations précédentes établissent les conditions au milieu desquelles va désormais se développer la diathèse urique, avec ses manifestations aigües, son caractère constitutionnel et ses processus périodiques, qu'elle soit, du reste, héréditaire ou acquise.

Elles suffisent pour montrer les difficultés du traitement et expliquer la variété des moyens employés pour la combattre : ces moyens sont empruntés successivement ou simultanément, selon les phases de la maladie, à l'hygiène, à la matière médicale et à la médecine thermale. Cette dernière revendique, à juste titre, une part considérable dans le traitement de la gravelle et de la goutte, et, sans entrer dans de plus longs détails, nous ne parlerons ici que des indications réservées aux eaux sulfatées calciques, à celles de Pioule, en particulier.

L'Eau de Pioule est faiblement minéralisée : sous le rapport de la composition et des proportions des substances qu'on y trouve, elle prend place entre les Eaux de Contrexeville ou de Vittel et celles d'Evian. Ce qui caractérise l'emploi médical de ces eaux, c'est l'avantage qu'elles présentent de pouvoir être prises à très hautes doses, sans la moindre fatigue pour l'estomac et les voies digestives. Une quantité considérable de liquides peut ainsi, dans un temps donné, traverser les voies urinaires, en opérer en quelque sorte le lessivage, faciliter l'expulsion des graviers et faire disparaître l'inflammation chronique des reins et de la vessie.— L'opinion généralement admise est qu'il se passerait, dans ces cas, une action plutôt physique qu'anti-lithique, et que celle-ci serait plus spécialement l'attribut des eaux fortement bi-carbonatées sodiques.

En ce qui concerne l'Eau de Pioule, les observations recueillies et les expériences faites ne sont pas suffisantes pour qu'on puisse admettre cette manière de voir, et ne pas tenir autrement compte de leur minéralisation. Par cela même qu'il est possible de faire absorber à un malade plusieurs litres, chaque jour, d'une eau minérale renfermant 0,80ᶜ de substances fixes, il me paraît difficile de les considérer comme inertes : en médecine, la question des doses a été bien diversement appréciée, et en hydrologie, nous savons combien les effets thérapeutiques obtenus se mesurent moins à la posologie des substances révélées par l'analyse qu'à leur mode de groupement et aux conditions de leur administration.

Il faut donc admettre que la pénétration de liquides abondants et suffisamment minéralisés, dans les voies circulatoires, et l'activité particulière qu'elle imprime à la généralité des sécrétions, ralentit les causes productrices de la gravelle : combinées à des conditions particulières, elles contribueront à l'interruption de la maladie et peuvent conduire à la guérison. La clinique hydrologique de Contrexeville, de Vittel et d'Evian abonde en faits concluants à ce sujet, et, un jour viendra où celle de Pioule y joindra son contingent de résultats favorables.

Nous pouvons déjà établir que leur action, qu'elle soit lixiviante ou anti-lithique, détermine la facile expul-

sion des graviers, la sédation des phénomènes douloureux, la disparition des coliques néphrétiques, dont la
persistance reconnaît souvent pour cause, dans certains
cas, l'emploi inopportun de sources sodiques fortement
minéralisées.

Il en sera de même pour le catarrhe des voies urinaires, rénal ou vésical, alors qu'il sera accompagné de
névralgie de la vessie, d'irritabilité inflammatoire de cet
organe et de dysurie. Dans ces cas, il est presque toujours indiqué de joindre à l'usage de la boisson celui
des bains et des douches, ce qui sera possible, dès qu'on
aura créé, à Pioule, une installation balnéaire en rapport avec ses ressources.

En résumé, et suivant les indications posées par notre
éminent collègue et ami, le docteur Durand-Fardel,
pour le traitement thermal de la gravelle, nous som-
mes autorisés, dès aujourd'hui, à reconnaître que l'Eau
de Pioule convient dans les manifestations graveleuses
transitoires peu considérables d'une part, et de l'autre,
lorsqu'il y a prédominance essentielle ou actuelle, de
phénomènes douloureux, douleurs rénales, coliques
néphrétiques, ou de phénomènes inflammatoires (né-
phrite graveleuse).

Pour ce qui est du traitement de la *goutte* par les
Eaux de Pioule, les observations nous font défaut jusqu'à ce jour, et on ne peut déduire leur opportunité que
par analogie.

Il en est de même pour *l'albuminurie et le diabète :* en
lisant les observations consignées dans la brochure de
de notre honorable collègue, le docteur Taberlet (1), et
les considérations pathogéniques professées par M. le
docteur Bouchard, on peut entrevoir pour les Eaux de

(1) Evian, ses Eaux minerales et leur valeur thérapeutique, par le docteur
Taberlet, ancien député.

Pioule, une opportunité d'action, dans ces deux maladies, analogue à celle des eaux similaires.

2° Après les maladies des *Voies urinaires,* nous avons dit que les Eaux de Pioule trouvaient leurs indications dans celles des voies digestives et de l'appareil hépatique.

Il serait prématuré de vouloir déduire des faits connus, les différentes formes de ces affections auxquelles elles peuvent convenir : les cas observés, et j'ai dit plus haut dans quelles conditions, ne sont pas suffisants pour autoriser des déductions précises, et il suffit de savoir qu'ils sont pleins de promesses pour l'avenir.

La réserve s'impose, sous peine de tomber dans la banalité, alors qu'il s'agit des maladies des voies digestives, de la *dyspepsie* en particulier. Il n'est pas, en effet, d'eau minérale qui n'ait pu trouver son utilité dans les nombreuses formes de cette affection. Mais il est un fait qui domine le traitement thermal de la dyspepsie, et il est intéressant de le rappeler, c'est qu'elle s'accommode particulièrement des eaux légèrement minéralisées.

Ce que nous avons dit de l'action des Eaux de Pioule dans la gravelle et la diathèse urique, établit son utilité dans la dyspepsie acide et goutteuse : elles agiront, dans ces cas, par leurs propriétés légèrement laxatives, et en activant les fonctions sécrétoires de l'estomac troublées dans leur nature et leurs proportions.

Mais c'est surtout dans les dyspepsies se rattachant à l'état arthritique et à l'état névropathique qu'elles seront le mieux indiquées; c'est à ces deux variétés principales que se rattachent les cas cités; parfaitement tolérées, même à hautes doses, elles produisent rapidement la disparition des douleurs, le réveil de l'appétit, la cessation de la constipation et la régularisation des actes digestifs.

Nous ne parlons ici que de l'usage de l'eau de Pioule

en boisson, bue aux sources ou à domicile, et l'on sait combien, en pareil cas, l'emploi des douches et les pratiques de l'hydrothérapie, en usage dans les stations d'eaux sulfatées calciques, vient en aide au traitement thermal de cette affection.

Quant à l'action de l'Eau de Pioule dans *l'engorgement du foie et les calculs biliaires*, je me réserve d'en poser ultérieurement les indications et les effets, lorsque j'aurai pu recueillir un nombre de faits suffisants pour les justifier.

Telles sont aujourd'hui les Eaux de Pioule : j'ignore quel sera leur avenir et la place qu'elles prendront un jour, en hydrologie. Mais il résulte de leur étude, de la connaissance des lieux où elles se trouvent et des excellentes conditions qu'on y rencontre, pour la création et le développement d'établissements thermaux, qu'elles pourront être mises à profit par un grand nombre de malades.

Elles seront particulièrement utiles aux populations de cette région de la France, si éloignées des stations thermales similaires, et, pendant l'hiver, elles se trouveront à portée de ce grand courant d'émigrants de tous pays, venant chercher la santé sous le ciel du Midi, et parmi lesquels il en est qui sont tributaires des affections auxquelles conviennent ces eaux minérales.

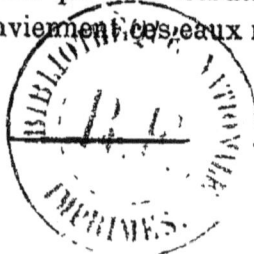

PIOULE LES EAUX

et

LE LITTORAL MÉDITERRANÉEN

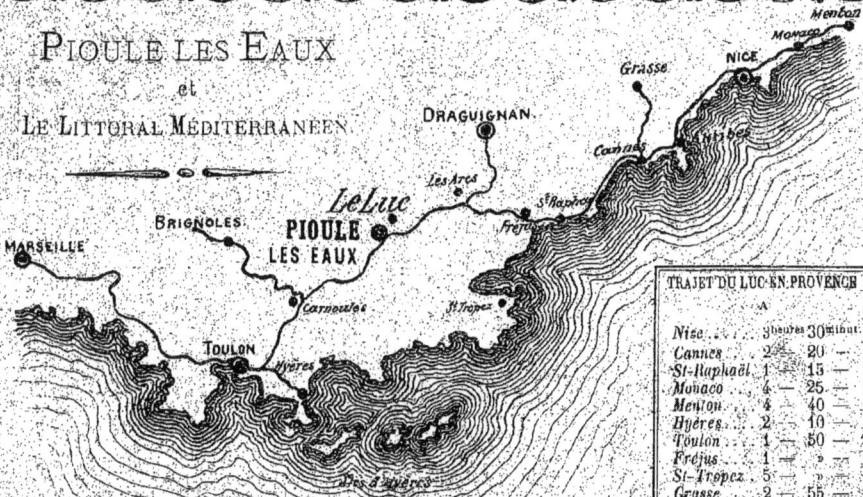

DRAGUIGNAN

Menton
Monaco
NICE
Grasse
Cannes
Antibes

Les Arcs
St Raphaël
Le Luc
PIOULE
LES EAUX
Fréjus

BRIGNOLES

MARSEILLE

Carnoules

St Tropez

TOULON
Hyères

Iles d'Hyères

Imp. et Lith. Ve et A. LATIL. Draguignan.

TRAJET DU LUC EN PROVENCE		
	A	
Nice	3 heures	30 minut.
Cannes	2	20 —
St-Raphaël	1	15 —
Monaco	4	25 —
Menton	4	40 —
Hyères	2	10 —
Toulon	1	50 —
Fréjus	1	—
St-Tropez	5	—
Grasse	2	55 —
Draguignan	1	—